$\mathbf{T}_b^{29}$
25

MEMOIRE

SUR

LE MÉRYCISME CHEZ L'HOMME

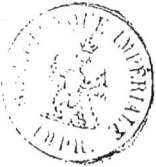

PAR

M. YVES CHATELET,

INTERNE DES HÔPITAUX DE LYON.

—◆—

(Lu à la Société des Sciences médicales).

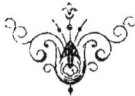

LYON
IMPRIMERIE D'AIMÉ VINGTRINIER
Rue de la Belle-Cordière, 14.

—

1863

DU MÉRYCISME.

Définition. — On appelle mérycisme, ou rumination, chez l'homme, un état particulier de l'organisme dans lequel il se fait habituellement, après les repas, un retour des aliments non digérés, de l'estomac dans la bouche. Cet acte se produit avec facilité, sans nausées, sans efforts, souvent même avec plaisir.

Historique. — Cette affection échappa probablement à l'attention des anciens auteurs, car il faut arriver au XVII⁰ siècle pour en trouver deux observations bien claires. Encore sont-elles accompagnées de réflexions vraiment curieuses sur la nature de la maladie. Je les cite pour montrer quelle était l'opinion de l'époque :

1° Il y avait un noble de Padoue auquel, pendant une heure environ après ses repas, revenait dans la bouche ce qu'il avait pris. A ce moment, il l'avalait de nouveau. Cette rumination avait toujours existé chez lui ; elle n'était pas libre, mais forcée *(sed coacta)*, quoiqu'il y trouvât un plaisir extrême, et avait lieu quelle que fût la consistance des aliments.

Ce noble avalait sans presque mâcher *(absque ullo fere dentium officio)*, bien qu'il eût de bonnes dents. Les mouvements latéraux de la mâchoire étaient, chez lui, beaucoup plus limités que chez d'autres, et il lui semblait toujours avoir la bouche embarrassée par quelque chose. Dès qu'il était indisposé, il ne ruminait plus, de même que les bœufs qui ne ruminent plus quand ils sont malades. Il mourut et, à l'autopsie, l'estomac fut trouvé d'une ampleur extraordinaire (*insignis magnitudine*), et parsemé d'aspérités. Son père avait une petite corne dure sur la tête.

2° Il y avait un autre individu qui ruminait à peu près de la même manière ; c'était un moine bénédictin. Il mourut dans le marasme parce que, dit Fabrice, les aliments lui revenaient si tumultueusement dans la bouche, que l'estomac et le foie souffraient presque continuellement du manque de nourriture.

Fabrice, auteur de ces deux observations, a soin de faire remarquer cet arrêt de la rumination pendant la maladie, phénomène qui se retrouve chez les animaux. Il ajoute que le père de cet individu avait une petite corne dure sur la tête ; d'où il conclut qu'il n'y a pas à s'étonner de l'analogie qui existe entre le fils et un ruminant.

Bartholin, qui écrit quelques années après, va plus loin. Il veut que tout ruminant naisse de parents cornigères, et sans doute pour embellir l'observation de Fabrice, il ajoute que son moine, non-seulement était dans ce cas, mais encore portait deux cornes sur la tête. De là il conclut que tout merycole doit être fatalement orné de cette parure. De raisonnement en raisonnement, il arriva à déclarer que les merycoles avaient un double estomac. Il n'avait probablement pas pris connaissance de l'autopsie du noble de Padoue.

Nous sommes heureusement loin de cette époque. Un rayon de lumière, bien faible encore il est vrai, est venu éclairer cette question et l'on possède un certain nombre d'observations bien prises sur ce sujet.

Je vais rappporter d'abord, et brièvement, quatre de ces observations ; je terminerai par celle que j'ai recueillie à l'Antiquaille et dont j'ai pu montrer le sujet à la Société des sciences médicales, grâce à la bienveillante obligeance de M. Arthaud. Je chercherai ensuite, en quelques mots, à expliquer ce phénomène.

Première observation, (prise par le docteur Pellis).

Delavigne, âgé de 33 ans, est entré dans l'hospice du Champ-de-l'Air, le 10 avril 1833. Il est atteint de mélancolie avec manie religieuse et tendance au suicide. Dès qu'on l'abandonne à lui-même, il se précipite de tous les lieux un peu élevés pour se tuer. Au mois de novembre, il commence à ruminer d'un quart-d'heure à une heure après ses repas. Les matières ingérées remontent dans la bouche par gorgées. Le retour de chacune d'elles est précédé d'une petite secousse dans laquelle le tronc se panche en avant en même temps que l'estomac et le diaphragme paraissent se contracter. Au commencement de l'opération, les aliments se reconnaissent à la vue et ont un goût douceâtre. A la fin, ils sont liés et prennent une saveur aigre. Le malade les promène un instant dans sa bouche puis les avale de nouveau. Tout ce qui a été ingéré dans l'estomac semble ainsi remonter dans la bouche. Ce désordre digestif a été accompagné de plus de calme, etc. Je passe sous silence ce qui n'a pas trait à mon sujet.

IIᵉ observation, (tirée de la nosologie méthodique de Sauvages).

Un paysan de Caen, se pressant, par hasard, le bas-ventre avec les mains, sentit que les aliments qu'il avait pris depuis peu remontaient à la bouche. Il trouva du plaisir à les goûter et les avala une seconde fois. Ayant fait volontairement cette expérience pendant quelques jours, cette rumination devint une habitude pour lui et continua tous les jours pendant 3 ans, une heure et demie après ses repas. Les forces n'en furent point diminuées, mais l'urine et la sueur étaient abondantes, les selles étaient rares. Enfin, son confesseur, ayant apris cet événement, lui en fit un reproche, le pénitent ayant au début ruminé par volupté. C'est pourquoi il lui ordonna de retenir les aliments dans son estomac, ou de les cracher dès qu'ils arriveraient à la bouche. Le premier parti n'était plus au pouvoir du malade, il adopta le second et se mit à rejeter les aliments. En quinze jours il maigrit, vit ses forces décroître et ne put plus se livrer à son travail ordinaire. Constipations, œdème des extrémités, etc. A bout de forces, ce trop docile pénitent consulta un médecin, qui lui ordonna d'avaler sur le champ les aliments qui reviendraient à la bouche, de faire ses efforts pour éviter la rumination et de mâcher, après ses repas, quelque stomachique, de la conserve d'angélique, par exemple. Le malade se purgea avec du petit lait. Dix jours après, la rumination avait cessé, et les forces redevenaient ce qu'elles étaient avant.

IIIe Observation (de M. Dumur, interne à Lausanne).

Loup, Charles, 47 ans, entre à l'hospice des aliénés de Lausanne, le 6 juin 1859. Il est atteint d'imbécillité, de mutisme, n'est pas méchant, mais est fort bruyant. De taille moyenne, il est bien proportionné, a les cheveux rouges et assez d'embonpoint. Dès son entrée, il s'est fait remarquer par sa voracité. En un clin-d'œil il avait dévoré son repas ; alors il se jetait sur la portion de ses camarades. Ce n'est qu'au bout de quelque temps qu'un infirmier s'aperçut qu'il ruminait. — Je laisse parler M. Dumur, interne, à Lausanne, qui a pris lui-même cette observation : « La première fois que je vis ce malade, il n'y avait qu'une heure que son dîner était terminé. Malgré cela, dès qu'on lui eût apporté, à ma demande, un repas beaucoup plus abondant encore que le premier, il se précipita sur la nourriture avec une voracité dont je n'ai pas vu d'exemples. En un instant il eut fait table rase de tout ce qu'on lui servit, n'ayant mâché que rigoureusement le temps nécessaire pour que les masses ingérées pussent être avalées. Son estomac était alors tellement distendu, qu'il formait à l'épigastre une tumeur fortement saillante. Deux ou trois minutes après son repas, Loup rend ordinairement quelques rots sonores, qui sont bientôt suivis du retour des aliments dans la bouche. Lorsqu'un bol alimentaire arrive, on voit le malade se pencher en avant, tendre un peu le cou, et inspirer légèrement, tout à la fois. La bouche se remplit alors complètement. Les aliments remontés, que l'on reconnait très-bien à leur aspect, sont promenés un moment dans la bouche, puis avalés de nouveau. Une seconde gorgée remplace la première, et ainsi de suite. Habituellement cette rumination dure de quinze à vingt minutes. Pendant tout ce temps, une nouvelle gorgée succède à la précédente, avant que celle-ci ait été complètement déglutie. Parfois la rumination dure jusqu'à deux heures. Dans ce cas, il s'écoule quelques minutes entre chaque régurgitation. Les légumes verts, la salade, les pommes de terre, les choux surtout, semblent favoriser sa rumination. Les mouvements un peu violents, à ce moment, retardent son apparition, qui est facilitée par le repos. »

*IV*e *Observation* (prise par M. Hirzel, directeur de l'hospice des aveugles de Lausanne).

Pache, Françoise, 11 ans, entrée à l'asile de Lausanne le 8 juillet 1846. Cette pauvre fille, aveugle de naissance, sourde-muette, idiote, presque sans goût, sans odorat, est la seconde de six enfants, et seule disgraciée de la nature. Son extérieur est très-chétif. Elle se tient habituellement accroupie dans un coin, presque dans la position de l'enfant dans le sein de sa mère. Son teint est pâle, et sa peau, bien qu'en apparence assez délicate, est insensible au chatouillement sur tout le corps. Dès les premiers temps de son séjour à l'hospice, on s'aperçut qu'elle mâchait de nouveau, comme en ruminant, la nourriture qu'elle ne refusait jamais, du reste. Cet acte, qui durait près d'une heure, commençait dix minutes environ après chaque repas. Elle penchait alors la tête en avant, tendait le cou, et faisait remonter les aliments, mais il était impossible de les lui faire rendre. M. Herzel, médecin de l'hospice, ayant constaté que parfois cet acte manquait, conclut que c'était purement une manie, et qu'on devait, au moment où elle se disposait à ramener les aliments dans sa bouche, donner à son corps une attitude opposée à celle qu'elle voulait prendre. On épiait donc le moment, et l'on serrait fortement ses mains jusqu'à ce qu'elle renversât la tête et la poitrine en arrière, en ouvrant la bouche. De cette manière, elle fut presque complètement guérie en un mois. Pendant quatre ans, la rumination reparut de temps en temps, mais l'attitude décrite plus haut faisait cesser immédiatement cet acte.

V^e *observation* (prise par M. Chatelet, interne).

Jean Groutier, âgé de 14 ans, est entré à l'hospice de l'Antiquaille, le 17 mars 1857. Il est né à Villefranche. Il est impossible d'avoir sur sa famille des renseignements qui seraient pourtant précieux soit au point de vue de l'hérédité, soit au point de vue des premières années de ce malade.

Il a la taille d'un enfant de 12 ans à peine, et est idiot dans toute la rigueur de l'expression. Les manifestations intellectuelles sont nulles. Il ne prononce jamais une parole, il est calme, tranquille. Le front est bas, couvert en partie par les cheveux. Les lèvres sont volumineuses et paraissent plus saillantes encore, grâce à un mouvement de succion qui lui est familier. Il se tient habituellement accroupi dans un coin, les yeux fixés sur la terre, immobile ou imprimant à sa tête un balancement monotone

d'arrière en avant et d'avant en arrière. Sa physionomie
n'exprime habituellement ni peine, ni plaisir. Il ne mani-
feste ses sensations que dans un seul cas et d'une seule
manière. Lui fait-on mal? souffre-t-il? il pousse un cri
inarticulé et toujours le même. Puis bientôt il cesse pour
rentrer dans son calme ordinaire.

Il ne sait pas prendre les aliments qui sont devant lui,
pour les porter à sa bouche. Il faut les lui mettre dans
la main, ou ce qui est plus simple, les lui placer directe-
ment dans la cavité buccale. Lorsque cette dernière est
restée vide quelque temps, on voit bientôt la salive s'en
écouler au niveau de chaque commissure et tomber sur
les vêtements.

Sa nourriture de prédilection consiste en du pain, de la
soupe et de la viande. Il mange difficilement les légumes,
les fruits, souvent même il refuse de les avaler. Ce qui
frappe d'abord chez lui, c'est la manière dont il prépare
le bol alimentaire. A peine les aliments sont-ils dans la
bouche que la déglutition s'opère sans qu'il y ait presque
insalivation et mastication. On peut lui faire absorber ainsi
une très-grande quantité de mie de pain, par exemple, et
cela sans boire. A peine peut-on lui faire accepter quelques
gouttes de liquide.

Dès qu'on a cessé de lui remplir la bouche, il semble
se recueillir; après un temps très-court, deux ou trois
minutes, il penche la tête en avant, étend le cou, contracte
simultanément son diaphragme et ses muscles abdominaux, il ajoute une légère inspiration et bientôt un premier
bol alimentaire remonte sans efforts dans la cavité buccale.
Il s'accompagne parfois d'un léger gargouillement qui siége
au pharynx. A ce moment, seulement, commence la mastication. Les premiers bols sont composés d'aliments
presque normaux ; après quelque temps, ils commencent
à s'altérer, à la fin de l'opération ils n'offrent plus que l'aspect d'une pâte chymeuse. Le temps de la rumination varie
avec la quantité d'aliments ingérés dans l'estomac. On
peut ainsi suivre les diverses altérations que subit le bol

alimentaire dans l'acte stomacal de la digestion ; pendant tout le temps que dure ce travail, il a les yeux fixes ; loin de paraître souffrir, il se frictionne parfois légèrement la poitrine avec un air de satisfaction assez tranché.

Enfin toute la masse ingérée a subi cette seconde mastication. Il reprend alors son immobilité première et la salive ne tarde pas à s'écouler de nouveau. Tel est le spectacle que nous offre cet idiot après chaque repas ; malgré cela, la santé générale est intacte, les forces sont normales, les selles régulières, les urines rares. Rien, en un mot, dans l'organisme ne semble souffrir de ce trouble pathologique qui semble presque physiologique chez notre malade.

Il serait intéressant de connaître la cause qui donne naissance à une affection aussi singulière. Mais s'il est impossible parfois de la constater dans des cas bien connus, qu'elle ne sera pas la difficulté pour une maladie si rarement observée ? Les auteurs sont à peu près muets sur cette étiologie, aussi ne pourrai-je que citer l'opinion de quelques observateurs.

Étiologie; *sexe*. — Le sexe masculin, d'après Franck, semble prédisposer à cette affection. Cet auteur déclare même qu'il n'existe dans la science qu'un seul cas de rumination chez la femme. Cette opinion est un peu exagérée et l'on possède quelques observations de rumination dans le sexe féminin. Il n'en est pas moins vrai, au point de vue statistique, que l'homme a été plus souvent atteint de mérycisme que la femme.

Age. — Sous le rapport de l'âge il est impossible de rien fixer de précis. Cependant je ne connais pas d'exemple de rumination débutant après 45 ans.

Hérédité. — Vogel et Peyer parlent de l'hérédité. Je ne sais pas s'il y a des cas bien observés à ce point de vue,

du moins je n'en connais pas. Il me semble évident que,
dans la majorité des cas, cette cause n'existe pas. Cependant je ne nierai pas la possibilité de son influence. Tout
le monde sait, en effet, que les névroses,(hystéries, épilep-
sies, etc.) peuvent être héréditaires ; et pour moi, l'affection qui nous occupe n'est qu'une névrose.

Aliénation. — Mais il est une autre cause qui semble
avoir une influence assez marquée, je veux parler de
l'aliénation mentale. En effet, sur cinq observations que
je cite, je vois quatre malades observés dans des hospices
d'aliénés, et ce qui est plus frappant encore, c'est que sur
ces quatre, trois sont idiots. Si j'avais un plus grand nombre d'observations, on pourrait conclure que l'idiotisme
est une des causes prédisposantes les plus actives.

Gloutonnerie. — Les causes que nous venons de passer
en revue, sont purement prédisposantes. Les causes occa-
sionnelles sont plus restreintes encore. Peyer déclare que
la gloutonnerie, les excès de table, agissent puissamment
dans ce cas. On comprend en effet que l'estomac surchargé,
tend d'abord à éliminer une partie de son contenu. On
obtiendra une simple régurgitation ou un vomissement.
Supposons la cause persistante, l'estomac pourra devenir
moins sensible et finir par s'abituer à ce trouble fonc-
tionnel.

Exercices violents. — D'après Vogel, un exercice vio-
lent après les repas, aurait le même résultat. Je ne sais
pas qu'elle serait l'action de cette cause, mais on a pu
remarquer dans les observations précédentes que chaque
malade cherchait le repos pour pouvoir mieux ruminer.
Celui que j'ai observé, crie et cesse de ruminer si on le
force à courir dans ce moment.

Pronostic. — Le pronostic n'offre aucune gravité. Les
malades conservent leur embonpoint, leurs forces, la chose

la plus grave dans cette affection est la gêne à laquelle le mérycole est obligé de se soumettre pour vivre dans la société.

Anatomie pathologique. — L'anatomie pathologique vient-elle jeter du jour sur cette affection? Je trouve dans les cas d'autopsie connus des lésions stomacales diverses, mais pas une seule qui soit pathognomonique, si ce n'est peut-être, une amplitude exagérée de l'estomac. En effet, on ne voit pas précisément quelle relation il peut exister entre l'affection dont je parle, et un squirrhe du pylore constaté par Décasse, ou un cancer du pancréas, trouvé par Franck. Arnold dit avoir constaté une lésion qui aurait peut-être plus de valeur, c'est une dilatation particulière située au passage de l'œsophage dans l'estomac, et qu'il désigne sous le nom d'*antrum cardiacum*. On comprend, en effet, que les aliments, trouvant une porte prête à leur livrer passage, puissent pénétrer dans l'œsophage sous l'influence d'une cause même légère et produire par leur présence des contractions anormales dans cet organe.

Mais quelle est la cause première qui fait remonter les aliments? Je ne ferai que citer, pour mémoire, l'opinion de quelques auteur qui ont admis la présence d'un double estomac, sans autre preuve que l'analogie entre le fait brut et la rumination de l'animal.

D'après M. Dumur, que j'ai cité déjà, tout s'explique par une paralysie de la partie inférieure de l'œsophage. Mais alors comment cheminerait le bol alimentaire dans cette partie de l'organe? n'y aurait-il pas accumulation d'aliments dans l'œsophage, si celui-ci cessait de pouvoir se contracter? Cet auteur a prévu l'objection, aussi explique-t-il qu'il n'entend pas parler d'une paralysie générale de l'organe, mais localisée seulement au cardia; encore cette paralysie n'est-elle pas complète

Cette réponse ne me paraît pas renverser l'objection. En effet, on ne comprend pas quelle est la nature de cette demi-paralysie, qui est très-ingénieuse, c'est vrai, mais qui semble trouvée pour le besoin de la cause.

Pour Cullen, la rumination vient d'une obstruction du pylore. Mais alors pourquoi laisse-t-il passer les aliments qui sont remontés dans la cavité buccale, et déglutis une seconde fois ? Quelle cause fait cesser cette obstruction passagère et périodique ?

Richter ne voit dans ce phénomène qu'une atonie des organes de la digestion. On se demande, dans ce cas, comment des organes affaiblis peuvent-ils plus que des organes sains, comment, en d'autres termes, un estomac se contractant faiblement, chassera-t-il des aliments qui restent enfermés dans sa cavité, lorsque celui-ci se contracte normalement ? Cette explication ne me paraît pas admissible.

Enfin Hecker voit là un état spasmodique simple du tube digestif. Cette opinion, je l'avoue, me paraît plus rationnelle. On voit du moins une cause sérieuse agissant pour produire un effet. Mais, si l'on considère la faiblesse musculaire de cet organe chez l'homme, si l'on songe à son action restreinte dans le spasme qui amène le vomissement (action restreinte démontrée par les expériences de Magendie), on se demande comment le cardia peut se laisser distendre par une pression si faible. Une opinion qui me paraît plus rationnelle, plus physiologique, est que la cause siége non pas dans l'estomac ou le cardia, mais dans le diaphragme et les muscles abdominaux. En effet, les ruminants sont en général remarquables par leur voracité, par la quantité d'aliments qu'ils entassent gloutonnement dans leur estomac.

Béclard fait remarquer, dans son Traité de physiologie, avec quelle facilité se produit dans ces conditions la régurgitation, due précisément à l'action de ces forces musculaires. De la régurgitation, état passager, accidentel, au mérycisme, état persistant, périodique, il n'y a qu'un pas, qu'une différence du plus au moins. Une autre raison qui me fait adopter cette manière de voir, est la position qu'affectent ces malades. Veulent-ils ruminer, ils vont s'asseoir, souvent même s'accroupissent, le tronc se penche en avant. Dans ces conditions, la cavité stomacale se trouve déjà pressée naturellement ; d'autre part, les muscles de l'abdomen se contractent avec plus de force que dans l'extension du tronc ; de plus, le diaphragme venant ajouter son action, nous sommes dans toutes les conditions voulues pour obtenir le retour des aliments.

On pourra m'objecter que la difficulté n'est que reculée, que je change le siége de la force active, mais que la cause première m'échappe. Je ferai observer que dans beaucoup de maladies il en est ainsi. Cependant, il me semble que cette contraction même peut s'expliquer.

Pour cela, on doit diviser ces malades en deux catégories : chez les premiers, la rumination est sous l'empire de la volonté, comme le prouve l'exemple d'un physiologiste, M. Gosse, qui employait ce moyen pour faire des recherches sur les phénomènes chimiques de la digestion.

Chez les seconds, la volonté n'a qu'un rôle secondaire ; souvent même elle disparaît complètement.

Dans le premier cas, la volonté, jointe à la position, suffit pour produire ce phénomène chez certains sujets. Dans le second, je ne serais pas éloigné de croire à une névrose diaphragmatique. Ce muscle rendu plus susceptible par ce trouble nerveux, de plus fortement refoulé par l'estomac distendu, réagit et vient presser ce viscère. En même temps, et d'une manière sympathique comme dans le vomissement, les muscles abdominaux se contractent. L'estomac, saisi entre deux plans résistants, presse la masse alimentaire, qui cherche alors à s'échapper. Le pylore se refuse à lui livrer passage tant qu'elle n'est pas suffisamment préparée ; le cardia, moins résistant, cède, et une partie gagne la cavité buccale.

La contraction, se répétant avec lenteur, sans spasme (comme on peut le constater sur ce jeune idiot), il est facile de comprendre pourquoi les aliments arrivent dans la bouche doucement, sans efforts, et par fractions successives,

au lieu de remonter brusquement comme dans le vomissement. Tous les cas, depuis ceux où la volonté fait tout, jusqu'à ceux où son action est nulle, peuvent s'expliquer par
cette théorie. Les états intermédiaires, dans lesquels on
constate l'empire de la volonté encore agissant, s'expli-
quent par la réunion des deux éléments : volonté, névrose.
Nous en avons un exemple chez les mérycoles capables
de retarder ce phénomène une demi-heure, une heure,
mais incapables de s'y soustraire.

Cet acte doit devenir d'autant plus facile qu'il s'est ré-
pété plus souvent. Le cardia doit résister d'abord, mais une
fois sa force de résistance surmontée un certain nombre de
fois, cet organe se fait petit à petit à cette nouvelle condi-
tion qui lui est imposée. Cet état anormal devient presque
sa manière d'être. Ce n'est que de cette façon que je com-
prends l'épithète de « semi-physiologique » donnée par
M. Longet à cette affection.

Traitement. Bien des traitements ont été employés depuis
la potion anti-émétique de Rivière (Meyer), jusqu'aux pur-
gatifs (Storke), depuis les excitants (Vogel), jusqu'aux
anti-spasmodiques (Heiling), suivant l'idée théorique qui
conduisait le praticien.

En admettant la théorie que je viens d'émettre, le traitement est aussi simple que rationnel. Les anti-spasmodiques
trouvent leur indication pour combattre les contractions
diaphragmatiques. On peut y ajouter quelques stomachi-
ques tels que de l'extrait de gentiane, d'absinthe, du sirop
d'écorce d'orange amer. La volonté doit être surveillée avec
soin pour éviter toute contraction volontaire du diaphragme ou de l'abdomen. Une marche raisonnable après le
repas, sans arriver à la fatigue, est indiquée parfois. Enfin,
à tout cela, l'on doit joindre la position du malade. Nous
savons que la flexion favorise ce phénomène ; il faut donc
se tenir dans l'extension même forcée. C'est ce que l'on a
fait avec succès chez la petite fille de l'observation no 4.
C'est moi-même ce que j'ai essayé sur mon jeune malade ;

si on le maintient couché, si on lui renverse la tête en arrière, la rumination cesse pour un moment. Il est probable qu'en le soumettant tous les jours à un exercice semblable, on éloignerait peu à peu le moment de la rumination, elle finirait par manquer quelquefois; enfin, l'estomac perdrait définitivement cette habitude vicieuse.

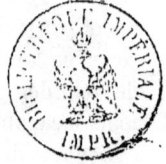

www.ingramcontent.com/pod-product-compliance
Lightning Source LLC
Chambersburg PA
CBHW070217200326
41520CB00018B/5672